AF311724

LES PRINCIPALES

MALADIES DU BÉTAIL

ET

LEUR TRAITEMENT

———

PRIX : 2 Francs

GUIDE DU CULTIVATEUR

LES

PRINCIPALES MALADIES

DU BÉTAIL

ET LEUR

TRAITEMENT

PAR

Raymond MOUSSU

Chef de Clinique

à

l'Ecole Vétérinaire d'Alfort

ÉDITION DE LA SOCIÉTÉ DES PUBLICATIONS RURALES

16, rue Turgot, Limoges — 35, rue des Petits-Champs, Paris. — 10-25

PRÉFACE

Poursuivant méthodiquement le programme qu'il s'est assigné, le Courrier Agricole et Viticole a entrepris d'exposer en une série de petits manuels, les principes sur lesquels repose la pratique moderne de l'agriculture.

Les livres traitant de cette science sont abondants et il semblerait que le nombre en soit suffisant. Une place cependant restait à prendre où viendraient prendre rang des traités purement pratiques : en effet, la plupart des ouvrages qui prétendent enseigner l'agriculture ont pour auteurs des techniciens dont la science est indiscutable, mais auxquels précisément la science est tellement familière qu'ils sont portés à oublier que les cultivateurs n'ont, pour la plupart, reçu qu'une instruction primaire. Il en résulte que ces traités d'agriculture, agrémentés de formules ingénieuses et indiscutables, ne sont accessibles qu'à un public très restreint.

Certains lecteurs diront que nos manuels vont à l'extrême opposé, qu'ils ne contiennent rien qu'un agriculteur ne sache depuis longtemps ; cependant, le cultivateur ne nous sera-t-il pas, en bien des cas, reconnaissant de lui rappeler ce qu'il peut avoir perdu de vue. La somme minime qu'il aura consacrée à l'achat de notre petit manuel lui évitera peut-être une perte d'argent considérable en attirant son attention sur un point défectueux de son exploitation.

Il se peut même que nous rendions service aux savants en leur fournissant les têtes de chapitres d'importants ouvrages dans lesquels se trouveront développées les idées que nous aurons simplement esquissées.

Pierre Le PLAY,
Agriculteur à Ligoure.

CLASSEMENT DES MALADIES

Les maladies étant décrites dans l'ordre des lettres de l'alphabet, ce classement permet de trouver rapidement la page qui intéresse.

Maladies des Chevaux, Anes & Mulets

GORGE. — Anasarque, Angine, Dents, Gourme.

MEMBRES. — Bleime, Bouleture, Capelet, Clou de rue, Courronnés, Crapaud, Crevasses, Eaux aux jambes, Encastelure, Eponge, Fourbure, Javart, Javart cutané, Molettes, Naviculaire, Nerf ferrure, Seime.

ESTOMAC. — Coliques.

PEAU. — Cors, Mal de garrot.

INTERNES. — Coups de sang.

POUMON. — Emphysème pulmonaire ou Pousse, Pneumonie.

ŒIL. — Fluctions.

NEZ. — Morve.

Maladies des Bovins

GORGE. — Actinomycose.

MEMBRES. — Aggravée, Arrachement de l'étui corné, Limace, Paraphlégie.

POUMONS. — Broncho-pneumonie.

TÊTE. — Tournis.

NEZ. — Coryza gangrèneux.

PEAU. — Dartre, Fiscs ou verrues.

VENTRE. — Diarrhée chronique, Entérite.

ORGANES REPRODUCTEURS. — Fièvre vitulaire, Métrite, Nymphomanie, Recul du vagin.

PIED. — Fourchet.

VOIES URINAIRES. — Hématurie ou pissement de sang.

ŒIL. — Kératite.

APPÉTIT. — Mal de lécher ou Pica.

OS. — Ostéomalacie.

INTERNE. — Septicémie, Tuberculose.

Maladies des Porcs

GORGE. — Angine.

NERFS. — Crises nerveuses.

VENTRE. — Entérite infectieuse.
OMBILIC. — Ictère ou Jaunisse.
POUMON. — Pneumonie contagieuse.
PEAU. — Rouget.
INTERNE. — Septicémie.

Maladies des Moutons et des Chèvres

GORGE. — Becqueriau ou Chancre des lèvres.
POUMON. — Broncho-pneumonie.
TÊTE. — Tournis.
FOIE. — Distomatose ou Douve.
ŒIL. — Kératite.
MEMBRES. — Piétin.

Maladies des Chiens

NERFS. — Crises nerveuses.
INTERNE. — Maladie du jeune âge.

Maladies des Volailles

INTERNES. — Choléra.
VENTRE. — Coccidiose ou Gros ventre, Diarrhée des poussins.

INTERNE. — Diphtérie aviaire.
PATTES. — Gale des pattes.

Maladies communes à tous les Animaux

EXTERNES. — Abcès.
INTERNES. — Anémie, Charbon, Fièvre aphteuse, Péricardite, Rage, Tétanos.
MEMBRES. — Arthrite, Vessigons.
ORGANES DE REPRODUCTION. — Avortement, Champignon, Renversement de la matrice.
ARRIÈRE-GORGE. — Bronchite.
NEZ. — Coryza.
TÊTE. — Fracture des cornes.
PEAU. — Gales, Hygromas, Poux.
VOIES URINAIRES. — Gravelle.
MAMELLES. — Mammite, Pyélo-néphrite.
INTESTINS. — Vers.

Hygiène du Bétail

Accouchement, Breuvage, Castration, Chaleurs, Délivrance, Désinfection, Electuaire, Fécondation, Purgatifs, Saignée, Sinapisme.

CHAPITRE I

Abcès. — Les abcès sont des cavités contenant
du pus, creusées dans la profondeur des tissus. Ils
sont fréquents chez le cheval, le porc et plus rares
chez le bœuf. Ils apparaissent en des points variables sous la forme d'une tuméfaction chaude, douloureuse, qui, au bout de quelques jours, se ramollit au centre quand le pus est formé. Le traitement
comporte l'ouverture précoce dès que le pus est
formé, l'évacuation du pus et l'application de soins
quotidiens : lavages à l'eau bouillie, salée, tiède et
écouvillonnage de la cavité purulente avec des solutions antiseptiques tièdes variées : crésyl (1 cuillerée à soupe par litre d'eau), permanganate de potasse (1 gramme par litre). Chez les porcs, les abcès sont souvent la conséquence de l'infection purulente, le traitement ne diffère en rien du précédent, mais dans les porcheries d'élevage, il est particulièrement important d'isoler les malades et de
désinfecter les locaux, car les jeunes s'infectent à

la naissance par la région ombilicale et **peuvent
succomber en grand nombre.**

Le cheval est parfois atteint d'abcès froids, **qui**
apparaissent au niveau de la pointe de l'épaule
là où porte le collier. Il se forme, dans cette **région,**
une tuméfaction dure, peu sensible **et sans cha-**
leur, qui rend les malades inutilisables. **Pour trai-**
ter ces abcès, qui ne contiennent que très peu de
pus, il faut employer les pointes de feu **profondes,**
qui provoquent la mortification de l'abcès.

****

Accouchements. — Porte des noms différents suivant les espèces : vélage chez la vache, poulinage
chez la jument, agnelage chez la brebis, etc...

C'est un acte naturel qui, théoriquement, **doit**
s'effectuer spontanément, sans intervention **étran-**
gère. Il n'y a que des avantages cependant à faciliter l'expulsion des fœtus par des tractions bien
dirigées, à la condition toutefois qu'ils se trouvent
dans une présentation et position normales. Il faut
considérer comme une règle absolue que les **trac-**
tions sont dangereuses toutes les fois que la position du fœtus n'est pas normale.

Ces tractions se font à l'aide de cordes fixées **en**
nœud coulant au-dessus des boulets et sur le col de
la mâchoire inférieure. Ces tractions qui doivent
coïncider avec les efforts expulsifs de la mère, se
font directement suivant l'axe du bassin ou mieux
légèrement obliquées vers le bas.

Quand la progression du fœtus est trop lente, il

y a avantage à pratiquer des tractions latérales dirigées alternativement à droite et à gauche.

Quand la position du fœtus est mauvaise, il faut de toute nécessité, la rectifier avant de terminer l'accouchement ; procéder autrement, c'est s'exposer à des accidents et à des complications graves.

***

Actinomycose. — Maladie qui atteint presque exclusivement les animaux de l'espèce bovine, provoquée par un champignon microscopique qui se développe naturellement sur les épis des graminées. C'est en consommant la paille parasitée que les animaux s'infestent.

Les deux localisations les plus fréquentes se font au niveau de la mâchoire inférieure et de la langue. La première se traduit par l'apparition d'une grosseur qui augmente régulièrement et s'abcède avec une ou plusieurs fistules, laissant écouler un peu de pus mal odorant. Les malades conservent l'appétit, mais l'os est détruit progressivement et bientôt la mastication devient impossible.

Dans l'actinomycose linguale, la langue augmente de volume, devient épaisse, dure, rigide comme une planche, c'est la « langue de bois ». L'alimentation devient rapidement impossible. Les malades maigrissent et s'épuisent. La première forme est incurable ; il faut livrer à la boucherie sans attendre.

L'actinomycose de la langue guérit avec le traitement ioduré, 8 à 12 grammes d'iodure de potassium par jour dans du miel pendant au moins 3 semaines. Il faut toujours redouter les récidives et profiter de l'amélioration pour engraisser rapidement et livrer à la boucherie.

**

Aggravée. — Congestion du pied comparable à la fourbure du cheval, qui apparaît sur le bœuf, le porc, le mouton et le chien, à la suite d'une marche prolongée sur un sol dur et rocailleux. Surtout fréquente en été. Laisser les malades au repos, faire prendre des bains d'eau courante, ou appliquer des pansements humides, utiliser la saignée.

**

Anasarque. — Maladie grave assez fréquente chez le cheval comme complication de la gourme, beaucoup plus rare dans les autres espèces ; caractérisée par l'engorgement des parties inférieures des membres et de la tête, et par de la fièvre. Laisser le malade au repos, dans une écurie chaude en attendant le vétérinaire.

**

Anémie. — Etat résultant de l'insuffisance du sang, caractérisée surtout par la pâleur des muqueuses. de la conjonctive en particulier, par le mauvais état général et par l'essoufflement rapide au cours de l'exercice.

L'anémie est surtout fréquente chez les jeunes ; elle est le plus souvent provoquée par des infestations parasitaires, massives. Chez le mouton « l'anémie d'été » est une manifestation de la strongylose gastro intestinale, l'anémie d'hiver est liée à la distomatose. Traiter l'affection primitive, donner une nourriture abondante et reconstituante et comme boissons, distribuer de l'eau rouillée.

⁎

Angine. — L'inflammation de la gorge est surtout fréquente chez le cheval comme localisation de la gourme, et chez le porc. Il y a de la toux fréquente, jetage par les deux narines, difficulté de la déglutition, sensibilité de la gorge et accélération de la respiration, qui devient parfois sifflante, surtout chez le porc. Dans cette dernière espèce, l'angine peut être d'origine charbonneuse. Tenir les malades au chaud, faire sous la gorge des applications sinapisées, donner des fumigations calmantes (eau crésylée bouillante, décoction de têtes de pavots). Donner à boire tiède et ponctionner hâtivement les abcès qui peuvent survenir.

Chez le porc, isolement des malades dès le début.

⁎

Arthrite. — L'inflammation des jointures se rencontre surtout chez les jeunes dans toutes les espèces et aussi chez les vaches laitières. Chez les jeunes, elle survient surtout comme conséquence des suppurations du nombril. Le malade présente une articulation volumineuse, douloureuse avec boiterie très accusée. Parfois l'articulation s'abcède. La mort est fréquente chez les nouveaux-nés. Quand l'arthrite est constituée, désinfecter le nombril, appliquer un vésicatoire sur l'articulation atteinte et stimuler le malade à l'aide de breuvages excitants : thé, café, légèrement alcoolisés.

L'arthrite des vaches laitières fait suite aux métrites, non délivrance, vaginite, avortement. L'application du feu est le seul traitement recommandable ; mais il est souvent insuffisant, il est préférable de livrer à la boucherie hâtivement, quand les malades sont en état.

Arrachement de l'étui corné. — Accident fréquent chez les bœufs et vaches de travail. Il faut d'abord arrêter l'hémorragie en appliquant un pansement constitué par des linges propres ou bouillis, maintenus par une bande de toile fixée sur la corne opposée. L'emploi de toiles d'araignée ou de bouse de vache est à proscrire complètement parce que dangereux. Après 24 heures on enlève ce pansement, on recouvre le cornillon d'un peu de pommade camphrée et on le protège par un pansement pour éviter l'action des chocs. Après 8 à 15 jours le pansement peut être supprimé. La repousse de la corne se fait lentement et la réforme comme bête de travail est la règle.

Avortement. — L'expulsion du fœtus à une époque où il n'est pas encore viable survient acciden-

tellement par cas isolés ou sous la forme d'avortements multiples dans la même exploitation, lors
d'avortement infectieux ou contagieux. Cette dernière forme, la plus grave de beaucoup, est surtout fréquente chez la vache. L'expulsion du fœtus se produit à une époque très variable de la gestation, le fœtus est mort ou succombe rapidement.
Les femelles ne sont pas malades, mais la non délivrance, avec ses conséquences, est une complication fréquente.

Le nombre des femelles atteintes dans une exploitation varie, parfois presque toutes avortent,
dans d'autres cas, quelques-unes seulement sont
atteintes.

L'avortement banal est sans importance et ne
nécessite aucun soin spécial. Dans le cas d'avortement contagieux épizootique, il faut :

1° séparer et isoler les vaches avortées qui rece-
vront chaque jour, pendant une quinzaine après
l'avortement une injection intra-utérine, avec 5 à 6
litres d'eau bouillie, salée, tiède (une cueillérée à
soupe de sel de cuisine par litre d'eau), suivie immédiatement d'une seconde injection avec :

Eau bouillie tiède........ 6 litres
Teinture d'iode......... 2 cueillérées à soupe
Iodure de potassium...... 6 grammes

2° Désinfecter l'étable très soigneusement.

3° Traiter préventivement les vaches pleines en
utilisant les ovules antiseptiques à l'ichtyol, placés
directement à la main dans le fond de la cavité

vaginale, chaque semaine d'abord, puis tous les 15 jours ou 3 semaines quand les avortements diminuent.

**

Becqueriau ou chancre des lèvres. — C'est une maladie contagieuse du mouton, fréquente chez les jeunes, qui se traduit par des fistules profondes des lèvres avec croûtes jaunes ou noirâtres. Dans les cas graves, la cavité buccale est atteinte et la mortalité peut être importante.

Il faut ramollir les croûtes par des applications répétées de corps gras (saindoux) et les détacher sans faire saigner. Faire ensuite des attouchements quotidiens à la glycérine iodée.

L'inoculation préventive, suivant la méthode du professeur G. Mousu, est la méthode de choix.

**

Bleime. — Sous le nom de bleime on désigne la contusion de la sole chez le cheval avec ou sans suppuration. Elle est beaucoup plus fréquente aux pieds antérieurs qu'aux postérieurs, les chevaux à pieds plats et ceux à talons hauts et serrés sont les plus souvent atteints. Elle provoque une boiterie qui, quand elle est bien accusée, s'accompagne généralement de bouleture.

La percussion du pied, à l'aide du brochoir, dans la région des talons, provoque de la douleur, de même que la pression de la sole avec les tricoises. Après avoir paré le pied, on trouve au niveau de la sole, vers les talons, une zone de corne

infiltrée de sang, de sérosité noirâtre, ou de pus.
Dans les cas graves, la corne est ramollie ou décollée. Il faut enlever avec soin toute la corne altérée
et placer sur le pied un cataplasme de farine de
lin, que l'on arrose deux fois par jour avec une solution tiède de sulfate de fer ou de sulfate de cuivre, 40 grammes par litre, jusqu'à disparition de la
boiterie. Ferrer avec une plaque avant de remettre
en service.

*_**

Bouleture. — C'est le déplacement en avant du
boulet entraînant une défectuosité d'aplomb. Elle
est surtout fréquente aux membres antérieurs et
s'accompagne ou non de boiterie suivant la cause.

Il faut traiter l'affection primitive : nerf, férure,
formes.

Chez les chevaux âgés, il y a souvent avantage à
pratiquer d'emblée la névrotomie du médian.

Chez les poulains la mise au pâturage, l'application d'une ferrure spéciale et une bonne alimentation suffisent souvent pour obtenir une guérison
définitive.

*_**

Breuvage. — Toutes les fois que la chose est possible, il faut s'abstenir d'administrer de force des
liquides médicamentaux ou alimentaires par voie
buccale. Quand on est obligé de recourir à ce
moyen, il est indispensable, pendant l'administration, de laisser libres : le maxillaire inférieur et la
langue ; sinon on risque les fausses déglutitions et

le passage des liquides dans la trachée et le poumon, ce qui, presque fatalement, amène la mort par broncho-pneumonie.

*
* *

Bronchite. — Assez fréquente chez les jeunes, l'inflammation de la muqueuse apparaît surtout à la suite de refroidissements. Les malades sont mous au travail, suent facilement, ils présentent une toux fréquente, grasse et profonde, terminée par un rappel sifflant, avec jetage muqueux blanchâtre, par les deux naseaux. L'appétit est diminué, la fièvre modérée.

Il ne faut pas négliger les bronchites qui se compliquent assez fréquemment d'emphysème pulmonaire et de pousse. Laisser les malades au chaud donner chaque jour 5 à 10 grammes de Kermès dans du miel et une fumigation d'eau crésylée bouillante ou d'eau de mauve. Donner à boire tiède.

Chez les jeunes des espèces bovine, ovine et porcine, il existe une forme de bronchite chronique provoquée par des petits vers particuliers qui se développent dans la trachée et les bronches. Les signes dominants sont la toux persistante, l'état général mauvais, le jetage léger, l'absence de fièvre, la conservation de l'appétit et la co-existence de l'affection sur un nombre plus ou moins important de sujets.

Ces bronchites parasitaires apparaissent surtout dans les pays humides, aux pâturages bas et marécageux.

L'intervention du vétérinaire est indispensable dans tous les cas. Le sulfatage des prairies à la fin de l'hiver (500 kilogs de sulfate de fer à l'hectare) est le meilleur moyen de prévention.

**

Broncho-pneumonies. — Chez les jeunes veaux et chez les agneaux, à la mamelle, on rencontre assez fréquemment des broncho-pneumonies, qui prennent une allure contagieuse et provoquent des pertes importantes.

Chez les veaux, la broncho-pneumonie débute parfois à la suite de la diarrhée, au moment où celle-ci paraît s'améliorer. Le petit malade se met à tousser par quintes, il présente un peu de jetage et une respiration accélérée, rapide, il bat du flanc, l'appétit est supprimé, la fièvre est élevée et la mort est fréquente au bout de quelques jours. S'il y a d'autres veaux dans l'étable, il est fréquent de constater plusieurs cas qui se succèdent assez rapidement. Chez les agneaux, la broncho-pneumonie qui apparaît d'emblée, se manifeste par de la toux, du jetage et de l'essoufflement, les petits malades restent couchés, têtent mal et succombent rapidement.

Le traitement des malades est assez pauvre. On fait appliquer des sinapismes et administrer du lait additionné d'un peu de créosote (une demi-cuillerée à café). Ce qu'il importe surtout, c'est d'enrayer la contagion. Ces broncho-pneumonies sont la conséquence de l'infection des locaux. Le meilleur moyen de supprimer les pertes, c'est d'abandonner les locaux et de placer les animaux indemnes dans une étable quelconque que l'on désinfectera chaque jour par des pulvérisations antiseptiques (solution phéniquée à 25 grammes par litre, à l'aide d'un pulvérisateur à vigne par exemple). Pour les agneaux, le moyen le plus radical, c'est de les mettre en pâture dès l'apparition de la maladie et quelle que soit la saison.

**

Cachexie aqueuse. — Voir Distomatose.

**

Capelet. — On désigne sous le nom de capelet une tuméfaction plus ou moins volumineuse, qui apparaît à la pointe du jarret sur les chevaux qui ruent dans le bat-flanc, ou à la voiture. Suivant les cas, la tuméfaction est chaude, empâtée, sensible, ou bien au contraire, elle est uniformément molle dans tous ses points, la palpation donne la sensation de liquide, il n'y a ni chaleur, ni sensibilité ; parfois enfin, le capelet est induré, fibreux, avec résistance uniforme à la palpation. Dans le cas d'inflammation aiguë la suppuration n'est pas rare.

Le capelet est souvent difficile à guérir tant que la cause persiste. Quand l'inflammation est bien nette, faire des lotions quotidiennes d'eau blanche ou d'eau alunée à 4 %. Quand le capelet est rempli de liquide (capelet kystique) les applications quotidiennes de topique Weber au pinceau sans couper les poils, donnent fréquemment de bons résultats. Le capelet indique souvent un cheval vicieux qui rue, il faut s'en souvenir en cas d'achat.

⁎

Castration. — Se pratique par des procédés qui diffèrent suivant les espèces.

On châtre les poulains entre 2 et 3 ans, au printemps ou à l'automne de préférence. On emploie la méthode par les casseaux, ou le procédé à l'émasculateur, ou à l'aide de pinces spéciales. On châtre les taureaux jeunes « en veau » quand ils n'ont pas encore fait saillie ; le bistourinage est la méthode de choix. Pour les taureaux âgés, qui ont fait la monte, on utilise souvent la méthode par les casseaux. Les agneaux sont châtrés à 3 ou 4 mois par bistourinage. On châtre les porcelets vers 2 mois, par torsion.

⁎

Cénurose. — Encore appelée *tournis*, est une maladie grave fréquente chez les agneaux, plus rare chez les jeunes de l'espèce bovine.

Elle est causée par des lésions parasitaires du cerveau. Ces lésions sont provoquées par la forme larvaire d'un ténia du chien. Le chien élimine avec ses excréments des anneaux de ténia qui contiennent des œufs. Avalés par le mouton avec les aliments et les boissons, ces œufs se développent dans le cerveau, donnent des larves, des « boules d'eau » dont la présence provoque le tournis.

Ces boules d'eau ingérées par les chiens leur redonnent le ténia, qui est ainsi le point de départ initial de la cénurose. Le tournis est pratiquement incurable ; il cause dans certains troupeaux des pertes importantes, que l'on peut éviter à coup sûr

1° En débarrassant les chiens de leurs vers.

2° En ne donnant jamais de têtes de moutons crevés à manger aux chiens.

3° En distribuant aux moutons, comme boisson, de l'eau de source ou de puits.

**

Chaleurs. — Manifestations qui apparaissent régulièrement à intervalles variables suivant les espèces, chez les femelles adultes en bonne santé, en dehors de l'état de gestation.

La suppression des chaleurs se produit fréquemment avec le régime d'étable, il en résulte des pertes importantes par suite de la suppression d'une partie des bénéfices normaux de l'exploitation. Il faut la combattre par l'emploi d'une ration riche, avec aliments excitants, tels que l'avoine, par la mise au pâturage et par l'usage de médicaments spéciaux, tels que l'yohimbine.

**

Champignon. — Normalement, après la castration, les plaies des bourses se cicatrisent plus ou moins rapidement, après avoir suppuré pendant plusieurs jours. Parfois l'extrêmité du cordon testiculaire s'enflamme, devient volumineux et empêche la cicatrisation. Au lieu de se fermer, la plaie suppure en permanence. A son niveau, l'extrêmité enflammée du cordon apparaît parfois, arrondie, volumineuse, donnant un peu l'impression d'un « champignon ». L'inflammation remonte plus ou moins loin sur le cordon, elle peut dans certains cas gagner la cavité abdominale et provoquer une péritonite rapidement mortelle.

Le traitement du champignon comporte des lavages quotidiens suivis de badigeonnages à la teinture d'iode de l'extrêmité du cordon testiculaire enflammé. Le plus souvent ces moyens restent insuffisants, il faut recourir à l'intervention chirurgicale. Quand le champignon est peu volumineux, la cautérisation avec un tisonnier chauffé au rouge et implanté dans la masse enflammée suffit le plus souvent à obtenir la guérison. Quand le champignon est plus volumineux, il faut pratiquer l'ablation à l'écraseur.

*
* *

Charbon. — On distingue deux variétés de maladie charbonneuse : la fièvre charbonneuse ou sang de rate, qui frappe des animaux de toutes nos espèces domestiques, mais plus particulièrement les moutons et les bovidés et qui est transmissible à l'homme ; et le charbon symptomatique ou charbon à tumeur spéciale aux bovidés de 6 mois à 3 ans surtout.

Ces affections, qui évoluent rapidement, se terminent par la mort dans la plupart des cas.

Ce sont des maladies de régions, surtout fréquentes dans certaines localités, dans certaines fermes, voire même dans certains champs « maudits ».

Les malades présentent une fièvre élevée, des coliques, une respiration accélérée et des tremblements généraux, la mort survient entre 8 et 30 heures.

Dans le charbon à tumeur, en plus des signes généraux, il apparaît en une région musculaire variable, une tumeur chaude, douloureuse, qui crépite sous les doigts et s'étend rapidement. La mort apparaît du 1ᵉʳ au 3ᵉ jour.

Le traitement du charbon déclaré est presque illusoire ; mais on peut vacciner contre ces deux variétés de charbon avec une certitude de succès. C'est un moyen dont l'emploi devrait être courant dans les régions où les charbons font régulièrement des victimes.

**

Choléra des poules. — C'est une maladie microbienne contagieuse, qui provoque souvent une mortalité extrêmement élevée. Les malades sont tristes, somnolents, sans appétit. Ils se maintiennent le corps en boule, les plumes hérissées, la crête est noire, violacée, flétrie ; il exite toujours une diarrhée grisâtre ou verdâtre, parfois sanguinolente. La mort qui peut apparaître en quelques heures, ne se produit le plus souvent qu'après 2 à 3 jours.

Dans une basse-cour envahie, il faut séparer et isoler immédiatement les malades, désinfecter très soigneusement le poulailler et traiter préventivement les sujets indemnes par la distribution quotidienne d'un mélange suivant, à la dose d'une cueillérée à soupe pour 10 poules dans la pâtée :

Benzo-naphtol................... 4 gr.
Salol.......................... 2 »
Bleu de méthylène.............. 2 »
Poudre de quinquina gris........ 125 »
Poudre d'os verts............... 125 »

Ce traitement est parfois insuffisant et souvent il est plus économique de sacrifier rapidement toute la basse-cour.

Clou de rue. — C'est la pénétration d'un corps acéré quelconque au niveau de la sole, chez le cheval. La gravité varie avec la profondeur de pénétration et la zone atteinte. Les lésions de la partie moyenne vers la pointe de la fourchette sont les plus dangereuses. Lors de clou de rue, après avoir aminci la corne sur une assez large surface autour du point de pénétration, on applique sur le pied un cataplasme phéniqué ou crésylé, qui sera maintenu en place jusqu'à disparition complète de la boiterie. Si malgré ce traitement la boiterie s'aggrave, il est nécessaire de pratiquer une opération grave dont le résultat est d'ailleurs incertain.

Coccidiose. — La « maladie du gros ventre », qui provoque des pertes importantes chez les jeunes lapins, est le plus souvent la conséquence d'une infestation par un parasite microscopique (coccidie), qui, suivant la variété, se localise sur le foie ou sur l'intestin.

Les sujets sont maigres, se développent mal, ont un ventre volumineux, comme distendu, et succombent plus ou moins rapidement, épuisés, avec de la diarrhée.

Le traitement, qui n'a de chance de succès que si les lésions ne sont pas encore trop intenses, consiste dans la distribution d'huile thymolée à 1/10, une cuillerée à café pour 5 lapins, 3 à 4 jours consécutifs, 2 fois à 15 jours d'intervalle.

Comme boisson, distribuer de l'eau bouillie ou filtrée et donner des aliments secs.

**

Cocotte. — Voir fièvre aphteuse.

**

Coliques. — Fréquentes chez le cheval, les coliques se rattachent, pour la plupart des cas, à 3 origines différentes : indigestion stomacale, indigestion intestinale, congestion intestinale. Dès l'apparition des coliques, il faut couvrir le malade avec une couverture chaude, faire du massage prolongé sur le ventre, pratiquer une injection sous-cutanée de pilocarpine (10 à 20 centigrammes) et donner des lavements abondants d'eau savonneuse. Quand les coliques sont violentes, avec coloration pâle de la conjonctive, faire une saignée de 5 à 6 litres, administrer un breuvage calmant à base d'opium et pratiquer des frictions irritantes ou placer un sinapisme sur le ventre.

Cor. — Quand le collier ou la sellette sont trop lourds ou mal ajustés, il se produit au niveau de l'encolure ou sur les côtés, des pressions irréguliè-res qui provoquent la mortification de la peau et des tissus profonds sur une surface plus ou moins large. Les animaux blessés sont difficiles à atteler, ils refusent de tirer, deviennent parfois rétifs.

Il faut immédiatement supprimer la partie du harnachement qui provoque la blessure, faire sur et autour du cor une friction de vésicatoire après avoir coupé les poils et attendre la délimitation et la chute du cor. Il reste une plaie que l'on traite ensuite par les autres antiseptiques et les cicatri-sants.

*
* *

Coryza. — L'inflammation de la muqueuse des cavités nasales, qui se rencontre dans toutes les es-pèces est sans importance et guérit spontanément en quelques jours.

Le coryza gangréneux, ou mal de tête de conta-gion, est une maladie de l'espèce bovine, extrême-ment grave, caractérisée par de la fièvre élevée avec ses conséquences, suppression de la lactation, de la rumination, etc..., par de l'inflammation de la muqueuse des cavités nasales avec production de fausses membranes croupales jaunâtres et jeta-ge gris fétide, et par de l'inflammation des yeux, les paupières sont gonflées, la conjonctive est en-flammée, congestionnée, la surface de l'œil est recouverte d'un voile blanc bleuâtre avec ou sans ulcération. Le traitement, dont le résultat est incertain, comporte l'injection intra-veineuse de sérum physiologique à haute dose et l'injection intra-veineuse d'une solution d'atoxyl, 1 gramme par jour en solution à 1 %. Dans tous les cas, les soins du vétérinaire sont indispensables. Il faut isoler les malades dès le début de l'affection.

**

Coups de sang. — Par les temps frais ou froids, peu de temps après la sortie de l'écurie, on constate assez fréquemment chez les chevaux en pleine santé des troubles locomoteurs avec difficulté ou impossibilité de se tenir debout, précédés le plus souvent par une boiterie plus ou moins marquée d'un membre postérieur dans la grande majorité des cas. Le début est toujours brusque, le malade présente des sueurs, des tremblements, des frissons. L'urine est de couleur foncée, marc de café, quelquefois rougeâtre d'où le nom d'hémoglobinurie que l'on donne à cette affection.

La première indication, lors de coup de sang, c'est l'arrêt immédiat du malade, quelque soit l'endroit où il se trouve ; on le bouchonne, on le couvre avec des couvertures chaudes et on lui fait une litière abondante. Le vétérinaire doit être appelé d'urgence, car la terminaison fatale est fréquente. Pour prévenir l'apparition du coup de sang, il faut distribuer seulement une demi-ration d'avoine aux chevaux au repos, surtout quand ils ont l'habitude de travailler régulièrement.

⁂

Couronnés (Genoux). — Le cheval est dit couronné quand il tombe, en se faisant au niveau des genoux, une blessure plus ou moins grave. C'est un accident qui apparaît aussi fréquemment au pas et au petit trot qu'aux allures rapides. Le traitement varie avec la gravité de la plaie. S'il n'y a qu'une plaie légère, il faut laver à l'eau bouillie, salée, pour enlever les corps étrangers de la plaie : (boue, sable, graviers) et appliquer un pansement à demeure : saupoudrer légèrement d'acide borique, recouvrir de coton hydrophile, maintenu par une bande. On peut encore employer avec avantages la mise à l'eau courante, ou le vésicatoire en friction sur et autour de la plaie, complété par des lavages deux fois par jour avec de l'eau bouillie, salée, tiède. Quand l'articulation est ouverte, quand il y a écoulement de synovie, la guérison est très longue à obtenir, presque toujours incomplète et il est souvent plus avantageux de livrer rapidement à la boucherie. Dans les pays à tétanos, faire faire immédiatement après l'accident une injection de sérum anti-tétanique.

⁂

Crapaud. — C'est une inflammation de la corne de la sole qui s'accompagne d'une sécrétion caséeuse, d'odeur infecte, caractéristique, et de végétations cornées comparables à des fics. La lésion débute généralement dans la région de la fourchette vers les talons où la corne se décolle. Le crapaud ne fait pas boiter au début ; mais il n'a aucune tendance à régresser et avec le temps, il peut gagner sous la paroi et provoquer des lésions très graves, incurables.

Le traitement comporte le séjour des malades, sur une litière propre et sèche, car l'humidité et la stagnation dans le purin facilitent son extension.

On fait sur le pied atteint des pansements alternés tous les 4 ou 5 jours avec le goudron azotique à 1/10 et l'éther iodoformé.

Le pied est paré, les végétations cornées et les parties décollées sont extirpées ; on enlève complètement l'exsudat caséeux et on applique sur les parties atteintes une légère couche de goudron azotique ou d'éther iodoformé que l'on recouvre d'étoupes maintenues par une plaque métallique fixée sous le fer ou mieux par des éclisses de bois longitudinales fixées par une éclisse transversale placée sous les éponges du fer.

Il est utile d'instituer en même temps un traitement interne : acide asénieux, un gramme par jour, pendant 10 jours, dans un peu de son frisé. Les 10 jours suivants, bicarbonate de soude : une bonne cuillerée à soupe.

Crevasses. — Aux saisons humides et pendant l'hiver surtout, on observe fréquemment chez le cheval de petites plaies transversales, qui siègent dans le pli du paturon. Elles s'accompagnent de suintement, de suppuration qui agglutinent les poils et augmentent l'irritation ; la boiterie, toujours manifeste, est parfois très vive. Les prises de longe provoquent des signes et des lésions tout à fait comparables. Quand la boiterie est intense, il y a intérêt à placer sur le paturon un pansement humide antiseptique, constitué par une bonne couche d'ouate ou d'étoupe imbibée d'une solution tiède crésylée ou de permanganate de potasse, fixée par une bande. Ce pansement est renouvelé matin et soir. Quand la douleur est disparue, on fait des pansements cicatrisants : application de glycérine iodée, ou mieux, saupoudrer légèrement d'acide borique, maintenu par un peu de ouate et quelques tours de bande. Quand les crevasses sont anciennes, quand les bords de la plaie sont indurés, il y a intérêt à faire chaque jour une friction de pommade mercurielle.

***
* ***

Crises nerveuses. — Les crises épileptiformes ou fausse épilepsie sont fréquentes chez les porcelets et chez les chiens porteurs de vers intestinaux. Chez le porcelet, la crise apparaît souvent au début des repas ; le malade recule soudain, pousse quelques cris, chancelle, tombe sur le derrière ou sur le côté, les membres agités de secousses plus ou moins violentes. La crise dure de quelques secondes à quelques minutes ; le malade se relève, paraît hébété et recommence à manger. La mortalité est fréquemment élevée.

Le traitement est celui des vers intestinaux. (Voir ce mot.)

**

Dartre. — Les dartres ou teigne sont des lésions parasitaires contagieuses, fréquentes chez les bovidés, veaux et vaches laitières surtout. Elles se traduisent par des dépilations irrégulières, isolées au début, recouvertes de croûtes épaisses, craquelées et jaunâtres. C'est une maladie tenace qui dure souvent des mois malgré des soins assidus.

Il faut, si possible, isoler les malades pour éviter la contagion ; et ramollir le croûtes par des application répétées de corps gras, huile ou saindoux. Les croûtes ramollies sont détachées, recueillies et brûlées. Les jours suivants on fait sur les régions atteintes, des applications quotidiennes d'une solution forte de pentasulfure de potassium, ou du mélange suivant :

    Hydrate de chloral.............. 50 gr.
    Teinture d'iode................. 50 »
    Acide phénique................. 20 »

Les dartres sont contagieuses à l'homme qui peut présenter des lésions de la barbe ou de la peau.

**

Délivrance. — L'expulsion des enveloppes fœtales se fait plus ou moins rapidement après la mise bas suivant les espèces. Chez la vache elle peut attendre 24 heures. C'est une erreur de croire qu'une délivrance qui ne se fait pas rapidement après le vélage se produira certainement le 3ᵉ, le 6ᵉ ou le 9ᵉ jour. Quand, 24 ou 36 heures après l'accouchement les enveloppes ne sont pas expulsées, il y a non délivrance. Dans le cas de non délivrance, il faut intervenir rapidement pour éviter les complications fréquentes de métrite, d'infécondité, de nymphomanie.

Le traitement de choix, c'est la délivrance à la main, qui ne peut être pratiquée correctement que par un vétérinaire. Mal faite, elle n'est pas sans danger.

On peut encore utiliser les injections intra-utérines matin et soir. Une large injection d'eau bouillie tiède d'abord suivie d'une injection antiseptique tiède.

Eau bouillie...........	6 litres
Teinture d'iode........	2 cuillerées à soupe
Iodure de potassium....	6 grammes

.*.

Dents (Irrégularités des). — Chez les chevaux adultes et plus souvent encore chez les chevaux âgés, les dents molaires présentent très souvent, au niveau de leurs bords des irrégularités sous la forme d'aspérités plus ou moins développées, que l'on désigne sous le nom de points ou surdents.

Ces altérations blessent la face interne des joues au cours des mouvements de mastication ; il en résulte des plaies et surtout la mastication insuffisante des aliments, qui sont mal digérés. Les surdents sont la cause la plus fréquente du séjour des matières alimentaires dans la bouche (chevaux qui font magasin), c'est également une cause fréquente des coliques et d'amaigrissement par suite d'une utilisation défectueuse des aliments. Pour toutes ces raisons, il est nécessaire de faire examiner les dents des chevaux adultes ou âgés qui font magasin, qui présentent des coliques à répétition ou qui maigrissent. Il suffit d'une petite opération : le nivellement dentaire ou rabotage pour faire disparaître les surdents et les troubles qu'ils provoquent.

*
* *

Désinfection. — La désinfection des étables et des écuries doit être pratiquée régulièrement 2 fois par an, au moins, et dans tous les cas de maladie contagieuse, microbienne ou parasitaire. Elle comprend :

1° L'enlèvement des fumiers et des couches superficielles du sol, s'il est en terre battue.

2° Le nettoyage des mangeoires, rateliers, à l'eau de lessive bouillante, à la brosse en chiendent (1 kilog de cristaux pour 10 litres d'eau).

3° La pulvérisation sur le plafond, les murs et le sol, d'un lait de chaux crésylé. Cette opération est commode avec un pulvérisateur à vigne ordinaire.

*
* *

Diarrhée chronique. — C'est une affection extrêmement grave des animaux de l'espèce bovine, des adultes en particulier, qui se traduit par l'apparition d'une diarrhée grave, persistante, avec excréments très liquides, mal odorants, mélangés de bulles de gaz. L'appétit est conservé, mais l'amaigrissement s'accuse et s'accentue rapidement, le ventre se rétracte et après plusieurs mois c'est la cachexie, l'étisie et la mort. Il n'y a pas de traitement efficace, il faut faire sacrifier les malades dès que la nature de la maladie est établie.

*
* *

Diphtérie aviaire. — Il existe chez les volailles une affection très contagieuse, qui se traduit par de l'inflammation, avec production de fausses membranes comparables à celles du croup des enfants. Ces lésions ont 3 localisations particulières : les yeux, qui sont gonflés, larmoyants, remplis de fausses membranes tassées, comparables à du blanc d'œuf cuit ; la gorge, et les narines par où s'écoule un liquide épais, mêlé de débris de fausses membranes. La mortalité est souvent élevée.

Le traitement comporte l'isolement des malades, la désinfection soignée du poulailler et des soins individuels pour les malades, consistant en instillations dans les yeux et les narines et en badigeonnages de la gorge avec une solution de nitrate d'argent à 1/400. Des soins quotidiens sont indispensables jusqu'à guérison complète.

*
* *

Distomatose. — Ou la maladie de la douve, ou anémie d'hiver, est une affection fréquente chez le mouton, à la suites des années humides, plus rare chez les jeunes bovidés. L'anémie qui débute à la fin de l'hiver, novembre, décembre, s'accentue jusqu'à février, mars, provoque la cachexie et la mort dans les cas graves. Dans les régions marécageuses, dans les années humides, c'est un véritable fléau. Dans le foie des malades on trouve des vers plats lancéolés, les douves ou Fasciola Hépatica.

Pour prévenir la distomatose, il faut sécher et drainer les terres, désinfecter les pâturages et les parcours par le sulfate de fer et la chaux.

Le traitement du professeur G. Moussu donne la guérison quand l'anémie n'est pas encore trop accusée : 5 grammes d'extrait éthéré de fougère mâle titré dans 25 grammes d'huile, 4 à 5 jours consécutifs.

*
* *

Eaux aux Jambes. — Sous le nom d'Eaux aux Jambes, on désigne une manifestation eczémateuse, qui se rencontre presque exclusivement chez le cheval, et qui se traduit par une inflammation de la région du paturon et de la face postérieure du boulet. La peau est rouge, congestionnée, sensible ; elle est le siège d'un suintement séreux, limpide, qui agglutine les poils, et qui est parfois si abondant que le liquide s'écoule goutte à goutte sur le sol. Il y a fréquemment passage à l'état chronique aux épaississements de la peau, qui est dure, plissée et recouverte de poils drus, hérissés.

La forme aiguë, avec suintement abondant, guérit rapidement par de simples lotions formolées quotidiennes (deux cuillerées à soupe de formol par litre d'eau), pratiquées après avoir coupé les poils.

La forme chronique est plus difficile à guérir ; le meilleur traitement consiste à couper les poils et à faire sur la région atteinte une friction de vésicatoire. Après 4 à 5 jours, on détache les croûtes et on fait ensuite, chaque jour, des lotions avec du vinaigre cuprique à 5 %.

Pour prévenir les récidives, il est utile d'appliquer le traitement interne signalé à propos du crapaud : administration d'acide arsénieux et de bicarbonate de soude.

⁎

Electuaire. — Chez le cheval et le bœuf, nombre de médicaments solides ou liquides s'administrent sous forme d'électuaire. On fait avec du miel et de la poudre de réglisse, si nécessaire, une pâte un peu fluide que l'on porte directement sur la base de la langue en utilisant une petite palette.

⁎

Emphysème pulmonaire. — Le cheval est souvent atteint d'emphysème pulmonaire ou pousse, caractérisée par de l'essoufflement rapide au travail, par une toux fréquente, sèche, petite et quinteuse, par un soubresaut du flanc à l'expiration et par certains bruits spéciaux à l'auscultation.

Il ne faut donner aux poussifs qu'une petite quantité de fourrages de bonne qualité, éviter surtout le foin poussiéreux et faire prendre chaque jour, par périodes de 20 jours, 4 à 5 fois par an, 1 gramme d'acide arsénieux dans un peu de son frisé.

L'emphysème pulmonaire est en partie héréditaire ; il ne faut pas employer pour la reproduction des sujets atteints (étalon ou poulinière).

C'est un vice rédhibitoire avec garantie de 9 jours francs.

*
* *

Encastelure. — L'encastelure, c'est une conformation défectueuse du pied, caractérisée par le rétrécissement général ou par le rétrécissement de la région des talons. Elle est fréquente chez les chevaux du Midi, les Anglo-Arabes en particulier. Le rétrécissement s'accompagne dans la plupart des cas d'une hauteur exagérée des talons avec atrophie de la fourchette, qui n'arrive plus au contact du sol.

L'encastelure provoque une compression exagérée de tous les organes contenus dans le sabot, qui se traduit par une allure raide, gênée, bien nette surtout après le repos : on dit que « le cheval marche sur des épines ». Après un certain temps d'exercice, ces troubles disparaissent. Quand elle est ancienne et très marquée, l'encastelure fait boiter, il s'agit d'une boiterie qui apparaît par le travail. Un bon moyen de traitement consiste à mettre au pré le cheval déferré. Quand on est dans la nécessité de le faire travailler, il faut faire appliquer des fers à éponges minces et à ajusture inverse, qui facilitent l'appui de la fourchette et l'écartement des talons. Cette ferrure spéciale doit être appliquée en permanence et conservée même quand les allures sont redevenues normales.

⁂

Entérite. — Inflammation de l'intestin fréquente chez le veau, vers l'âge de 3 semaines, un mois et à l'époque du sevrage. Elle débute par de la diarrhée grise ou verdâtre, mal odorante, l'appétit conservé au début, disparaît peu à peu. Le petit malade s'épuise, maigrit et succombe souvent après 10 à 15 jours. Il faut, dès le début, mettre à la diète avec seulement de l'eau de riz sucrée, pendant 24 heures, les jours suivants distribuer un mélange d'eau de riz et de lait : eau de riz plus 1/4 de lait le 2ᵉ jour ; eau de riz plus 1/3 de lait le 3ᵉ jour, etc. Compléter cette intervention par l'administration d'iodure d'amidon. Il y a toujours intérêt à traiter dès le début de l'affection, plus tard la guérison est plus difficile à obtenir

⁂

Entérite infectieuse des porcelets. — On rencontre fréquemment chez les porcelets, depuis l'âge de 4 à 5 mois jusqu'au sevrage, des troubles digestifs qui se traduisent par de la diarrhée plus ou moins intense, fétide et par de l'amaigrissement rapide. Elle est nettement contagieuse et le plus souvent la presque totalité des petits d'une portée sont atteints. Les uns meurent rapidement en quelques jours, d'autres résistent un peu plus, et on constate

parfois l'apparition de taches cutanées rouges, violacées, sur le groin, les oreilles, le ventre, la poitrine.

Les sujets âgés sont généralement épargnés.
L'entérite infectieuse se complique parfois de
broncho-pneumonie contagieuse. C'est la pneumo-
entérite, qui tue rapidement dans la plupart des
cas. La première précaution à prendre dès l'apparition de l'entérite infectieuse, c'est l'isolement des
malades, car c'est par leurs excréments que se
contaminent les sujets encore indemnes. L'isolement est complété par la désinfection parfaite des
locaux contaminés.

Le traitement est assez pauvre, cependant l'administration quotidienne de bleu de méthylène,
0 gr. 50 à 1 gramme par jour dans un peu de lait,
permet de sauver de nombeux malades quand l'intervention n'est pas trop tardive.

⁎

Epilepsie. — (Voir crises nerveuses.)

⁎

Eponge. — Chez les chevaux qui « se couchent
en vache », les talons des membres antérieurs en
contact avec la pointe du coude, l'éponge interne
du fer par les irritations répétées qu'elle détermine,
provoque l'inflammation de la région du coude :
c'est l'Eponge.

Comme le capelet, l'éponge peut se traduire par
une inflammation aiguë, œdémateuse, douloureu-

se, capable de se compliquer d'abcès. Dans d'autres cas, il y a formation d'un kyste, rempli de liquide, uniformément fluctuant, sans chaleur ; enfin l'éponge peut s'indurer, se transformer en une grosseur résistante, sans chaleur et sans douleur.

La première précaution à prendre dès l'apparition de l'éponge, c'est de supprimer la cause en faisant tronquer la branche interne du fer, de façon à ce qu'elle se termine 2 ou 3 centimètres avant le talon correspondant.

Au niveau de la tuméfaction elle-même, on fait dans le cas d'inflammation aiguë : des lotions d'eau blanche, des solutions d'alun à 4 %, des applications de vinaigre et de blanc d'Espagne. Sur l'éponge kystique, on applique chaque jour au pinceau du topique Weber. S'il y a abcédation, traiter comme un abcès ordinaire.

**

Fécondation. — Chez les femelles domestiques, la fécondation ne nécessite généralement qu'une saillie ; cependant chez la jument, on fait très souvent effectuer deux saillies à 10 à 15 jours d'intervalle.

L'impossibilité de la fécondation, fréquente chez la vache, est ordinairement la conséquence d'une maladie des organes génitaux : métrite, vaginite simple ou contagieuse ou d'un simple catarrhe des voies génitales.

Pour faciliter la fécondation, il faut utiliser les injections vaginales alcalines avec une solution de bicarbonate de soude, 20 grammes par litre. Pratiquer une injection quotidienne 5 ou 6 jours avant l'apparition des chaleurs et en faire une dernière ½ heure, 3/4 d'heure avant la saillie.

.*.

Fiscs. — Ou verrues, ce sont des végétations de la peau, fréquentes chez les jeunes bovidés, qui apparaissent en des régions variables, mais surtout au niveau de la mamelle et à la face inférieure du ventre.

Quand elles sont peu nombreuses et bien pédiculées, on peut utiliser les ligatures avec un fil élastique ou un fil ciré ; mais la méthode de choix, c'est l'extirpation directe par torsion avec les doigts, ou l'ablation avec des instruments spéciaux. On arrête facilement l'hémorragie consécutive en saupoudrant avec le mélange :

Tanin, acide borique, alun calciné, à parties égales.

.*.

Fièvre aphteuse. — Ou Cocotte. Maladie contagieuse, surtout fréquente chez les bovidés, mais qui peut atteindre les moutons, les porcs et les chèvres. Il y a fièvre élevée avec suppression de l'alimentation et de la rumination et apparition de vésicules dans la bouche (lèvres, langue), sur les mamelles, au niveau des onglons. Ces lésions s'accompagnent de salivation, de boiterie et provoquent des complications plus ou moins graves. Bénigne dans certains cas, la fièvre aphteuse provoque parfois une mortalité très accusée et entraîne toujours des pertes élevées.

Il n'y a ni vaccination, ni traitement spécifique efficace pratique. Il faut faire des lavages de la bouche avec une solution vinaigrée, picriquée ou formolée ; des lavages des pieds avec une solution de sulfate de fer ou sulfate de cuire ; tenir propre la mamelle et toucher les plaies à la glycérine iodée.

Quand un cas est apparu dans une étable, le plus économique c'est de donner la maladie à tous les animaux en même temps, en utilisant la salive de la malade.

La fièvre aphteuse est visée par la loi sanitaire, elle oblige à une déclaration à la mairie.

***

Fièvre vitulaire. — Apparaît peu de temps après le vélage, de quelques heures à quelques jours, chez les bonnes laitières et entraîne la mort si on n'intervient pas. Les malades, titubantes au début, se laissent rapidement tomber sur la litière, où elles restent comme endormies, totalement indifférentes à ce qui se passe attour d'elles, absolument insensibles. La peau et les cornes sont froides.

Le traitement, qui doit être appliqué aussitôt que possible, consiste dans l'insufflation de la mamelle avec un instrument spécial ou au besoin avec une simple pompe à bicyclette. Après insufflation, on place sur les trayons une ligature à l'aide d'un petit ruban laissé en place pendant 10 à 12 heures.

La guérison est généralement très rapide. L'insufflation doit être faite aseptiquement sinon on risque
des complications de mammites suppurées graves.

.

Fluxion périodique. — Maladie spéciale au cheval qui apparaît sous la forme de poussées inflammatoires aiguës, localisées à un œil d'abord, et qui
atteignent le second quand le premier est perdu.

L'œil malade est pleureur, les paupières mi-clo-
ses, la conjonctive rouge, congestionnée, la partie
inférieure de l'œil présente une ténite gris sale,
feuille morte.

Chaque poussée dure 15 à 20 jours, les malades
deviennent borgnes et souvent aveugles. Entre les
accès les yeux paraissent à peu près normaux. C'est
un vice rédhibitoire avec une garantie de 30 jours.

.

Fourbure. — Congestion du pied, surtout fréquente chez le cheval, provoquée par l'excès de
travail, aux allures rapides surtout et par une alimentation riche. Elle se traduit par une boiterie
avec sensibilité vive et chaleur anormale au niveau
des sabots.

Il faut pratiquer une saignée abondante, 5 à 6 litres, purger et mettre à l'eau courante, ou faire des
enveloppements humides froids des sabots. Suppression de l'avoine, barbottages et régime du vert
si possible.

Après 10 jours, il y a passage à l'état chronique
avec complications souvent graves.

⁎

Fourchet. — Le nom de fourchet désigne une boiterie du bœuf provoquée par des lésions situées dans l'espace interdigité, entre les onglons.

A la suite de la fièvre aphteuse, ou du ferrage, quand les courroies placées entre les onglons sont trop serrées, ou quand l'animal se débat violemment, il se fait dans l'espace interdigité des plaies, qui sont irritées par le séjour dans le fumier et le purin. Parfois la cicatrisation se fait régulièrement, mais il arrive qu'au niveau des plaies apparraissent des bourgeons charnus, qui se développent entre les onglons sous la forme de fics, qui, comprimés au cours de la marche, provoquent de la douleur et une boiterie. Pour prévenir l'apparition du fourchet après la fièvre aphteuse, il faut faire chaque jour des nettoyages de la région avec une solution de sulfate de cuivre (25 à 30 grammes par litre), et recouvrir d'une légère couche d'alun calciné les bourgeons charnus, dès leur apparition.

Quand les fics sont bien développés les moyens précédents sont insuffisants, il est nécesaire de pratiquer l'ablation de fics à l'aide d'un instrument bien tranchant : ciseaux ou bistouri. Il se produit une petite hémorragie sans importance, on saupoudre la plaie d'un mélange d'alun calciné et d'acide borique. On fait un petit pansement avec de l'ouate et quelques tours de bandes.

**

Fracture des cornes. — Le traitement des cornes n'est intéressant chez les bêtes de travail que lorsqu'il s'agit d'une fracture de la partie moyenne.

On régularise l'about fracturé avec une scie fine et on pratique un pansement comme dans le cas d'arrachement de l'étui corné.

Les fractures de base entraînent la réforme comme bêtes d'attelage.

**

Gales. — Les gales sont des affections parasitaires de la peau plus ou moins fréquentes suivant les espèces. Elle se traduisent par du prurit, des dépilations et par une contagion facile.

Chaque espèce animale présente différentes variétés de gale dont les localisations varient avec les différents parasites. Chez le cheval et le bœuf on obtient la guérison en tondant les régions atteintes, en décapant la peau par des savonnages et en faisant des frictions quotidiennes avec de l'huile crésylée à 2 %.

Chez le mouton, le meilleur traitement est celui par les bains au jus de tabac titré. Ce traitement qui n'oblige pas à pratiquer la tonte ne peut être appliqué que sous la direction d'un vétérinaire. La gale du cheval et du mouton est visée par la loi sanitaire.

**

Garrot (Mal de). — Quand le collier ou la sellette sont mal ajustés, ils provoquent souvent des blessures de la région du garrot, qui se cicatrisent rapidement quand elles sont légères et quand on supprime la cause ; mais qui, parfois, se compliquent de suppuration des tissus profonds : c'est le mal de garrot. Il se traduit par un engorgement avec empâtement de toute la région du garrot, avec une ou plusieurs fistules donnant écoulement à du pus liquide, abondant. C'est un accident grave, car l'ouverture des fistules en partie supérieure ne permettant guère l'écoulement du pus, qui a tendance à gagner en profondeur, de plus la suppuration atteint les os, les tendons, les ligaments de la région et provoque des désordres parfois considérables. Au début, quand les lésions sont encore peu accusées, il y a toujours avantage à faire sur la région du garrot une large friction de vésicatoire, après avoir coupé les poils. Si malgré ce traitement, la suppuration s'établit, il faut faire opérer. L'opération consiste à débrider largement les fistules, à curter les points nécrosés. On complète le traitement par des soins antiseptiques quotidiens ; mais dans la plupart des cas, la guérison ne survient que lentement, elle nécessite parfois 2 ou 3 interventions chirurgicales. Si le malade est âgé et de peu de valeur comme animal de travail, il y a souvent avantage à s'en défaire pour la boucherie.

⁎⁎

Gourme. — Maladie contagieuse spéciale aux jeunes chevaux. Il faut isoler les malades dans des écuries chaudes, bien aérées. On fera chaque jour des fumigations crésylées ou de goudron. On fera prendre un électuaire avec 6 à 8 grammes de kermès et une cuillerée à soupe d'essence de thérébenthine. On donnera dans un léger barbottage 40 à 50 grammes de sulfate de soude. On ponctionnera et on traitera les abcès.

*
* *

Goutte du porc. — (Voir Ostéomalacie.)

*
* *

Gravelle. — Chez les agneaux d'engrais, fortement nourris, il survient parfois une mortalité importante par formations de graviers dans la vessie et dans le canal de l'urètre. Les mâles sont les premiers atteints.

Les malades se campent fréquemment pour uriner et sans autre résultat que l'émission de quelques gouttes d'urine. Pour éviter la mortalité, il suffit de distribuer des boissons avec 2 grammes de bicarbonate de soude par litre.

Quant aux malades, il faut les sacrifier hâtivement.

*
* *

Hématurie. — Ou pissement de sang, grave affection de l'espèce bovine, particulièrement fréquente dans la région du Centre, caractérisée par l'émission d'urine foncée plus ou moins colorée par du sang en nature. Les malades conservent l'appétit, mais s'affaiblissent d'autant plus rapidement que le pissement de sang est plus intense L'affection est rémittente, se fait par poussées suc-

. cessives ; mais l'aggravation se poursuit régulièrement sans aucune tendance à la guérison.

Pour diminuer les pertes par hématurie, il faut améliorer les terrains, drainer et utiliser les super-phosphates.

Le traitement est peu efficace, il consiste dans l'administration de chlorure de calcium, 10 à 15 grammes par jour, dans de la décoction de plantain.

⁎

Hygromas. — Les hygromas sont des collections liquides, qui se forment sous la peau, dans certaines régions particulièrement exposées aux frottements et aux irritations continues. Le capelet, l'éponge sont des hygromas. Chez le bœuf, on rencontre surtout l'hygroma du genou qui se produit à la face antérieure du genou, comme conséquence des pressions fréquemment répétées, qui se produisent au niveau du genou, quand l'animal se relève.

L'hygroma du genou est surtout fréquent sur les bœufs qui n'ont pas une litière suffisante sous le train de devant. L'hygroma se traduit par la présence, à la face antérieure du genou, d'une poche plus ou moins volumineuse remplie de liquide. Son volume est variable, il peut, dans certains cas, atteindre celui de la tête d'un enfant. Quand 'l est ancien, la paroi s'indure souvent, parfois même, elle se calcifie et s'ossifie.

Au début, il est possible d'obtenir la guérison en supprimant la cause (insuffisance de litière), et en appliquant sur et autour de la grosseur une bonne friction de vésicatoire après avoir coupé les poils. Le vésicatoire est laissé en place pendant une semaine environ, au-delà de laquelle on ramollit ls croûtes par des frictions de saindoux suivies de lotions d'eau tiède.

Quand l'hygroma est plus volumineux, le traitement est plus délicat, il faut le drainer et faire ensuite des lavages antiseptiques quotidiens.

Ictère ou *jaunisse*. — Affection surtout fréquente chez les porcelets où elle apparaît peu de temps après la naissance, comme conséquence de l'infection du cordon ombilical ou de la région de l'ombilic. Les petits malades perdent l'appétit, restent blottis dans la paille et présentent une coloration jaune verdâtre de la peau. La mortalité est toujours très élevée. Le traitement est illusoire ; mais on prévient la jaunisse en faisant la désinfection de la région ombilicale par des applications quotidiennes de glycérine iodée dans les 15 jours qui suivent la naissance.

Indigestion. — (Voir Coliques.)

Jaunisse. — (Voir Ictère.)

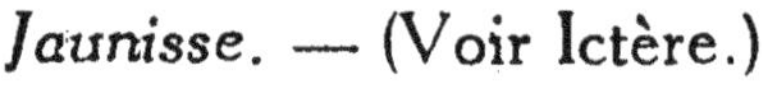

Javarts. — On rencontre, chez le cheval, deux variétés de Javart : 1° le *Javart cartilagineux,* qui est la nécrose du cartilage complémentaire de la 3e phalange. Au niveau de la couronne, à un membre antérieur le plus souvent, apparaît dans la région postérieure un engorgement chaud et douloureux, qui se complique bientôt d'une ou plusieurs fistules, d'où s'écoule un pus épais, plus ou moins abondant. Le javart cartilagineux fait généralement boiter, mais la boiterie peut n'apparaître que tardivement, quand la nécrose s'est étendue à la plus grande partie du cartilage. Il ne faut jamais négliger un javart, même quand il n'y a pas boiterie, car des complications graves sont toujours à redouter.

Il faut, au début, faire un amincissement du sabot, au-dessous de la région gonflée, pratiquer une contre-ouverture des fistules sur la région amincie et passer une mèche. On fait ensuite des injections quotidiennes de liqueur de Villate filtrée dans les fistules jusqu'à suppression de la suppuration.

Si le javart a été négligé, ou si le traitement précédent est resté insuffisant, il faut pratiquer l'opération du javart qui consiste à enlever tout le cartilage en voie de nécrose. Le malade après cette intervention est immobilisé pour un mois environ.

*
* *

2° *Le Javart cutané*. — C'est la mortification de la peau, qui se produit en des points variables, mais surtout vers les extrémités inférieures des membres. Il est assez fréquent, en hiver, sur les chevaux qui travaillent dans la boue.

La peau apparaît gonflée, chaude, douloureuse, infiltrée de pus, la boiterie est intense. On traite cette forme par les pansements humides arrosés 2 fois par jour avec solutions antiseptiques tièdes.

Après quelques jours, la partie mortifiée se détache ; il reste une plaie que l'on traite chaque jour par des lavages à l'eau bouillie, salée, tiède et par l'application d'une légère couche d'acide borique maintenue par un peu d'ouate et quelques tours de bande.

⁎

Kératite. — Il existe chez les bovidés et chez les chèvres une kératite contagieuse, caractérisée par une coloration blanc bleuâtre de la surface de l'œil avec ou sans ulcération. On obtient la guérison en faisant chaque jour des lavages avec une solution boriquée tiède, suivie d'instillations de quelques gouttes d'un collyre au nitrate d'argent à 1/400.

⁎

Lécher (maladie du) ou *Pica*. — Les bovidés, les vaches laitières surtout, présentent souvent des troubles de l'appétit avec tendance à lécher et à avaler de la terre, du bois, du linge.

Il faut, en pareil cas, distribuer une nourriture plus riche, des grains cuits, mettre dans le ratelier à la disposition des malades des blocs de sel gemme et donner chaque jour dans un barbottage 2 cuillerées à soupe du mélange :

Carbonate de chaux, phosphate de chaux, à parties égales.

.˙.

Limace. — C'est le panaris de la région du paturon chez les bovidés. Elle provoque une boiterie
intense avec engorgement volumineux de toute la
partie inférieure du membre. Il faut appliquer des
cataplasmes antiseptiques crésylés et phéniqués, et
faire ensuite des pansements cicatrisants à l'acide
borique.

.˙.

Lymphangite. — Les plaies des parties inférieures des membres chez le cheval : crevasses, atteintes, pourriture de la fourchette, se compliquent
souvent d'engorgements rapides de tout le membre. Il y a boiterie vive, le membre est douloureux. Il faut faire un bon savonnage sur tout le
membre et pratiquer des massages avec une solution crésylée tiède, soigner les plaies à la teinture
d'iode. Promener les malades et leur faire une litière abondante et sèche.

.˙.

Mal de tête de contagion. — (Voir Coryza.)

.˙.

Maladie du jeune âge. — Sous le nom de maladie du jeune âge, ou de maladie des jeunes chiens,
on désigne une affection spéciale au chien, qui apparaît généralement dans le cours de la première
année, exceptionnellement après deux ans. Elle se
manifeste par de la fièvre, de l'abattement, de la

perte d'appétit, le nez est sec, les yeux sont chassieux, au niveau du ventre apparaissent souvent des boutons jaune verdâtre. Après quelques jours surviennent de la diarrhée, des vomissements ou de la broncho-pneumonie, enfin des complications nerveuses, sous forme de crises épileptiques, de faiblesse ou de paralysie du train postérieur, sont fréquentes.

Le traitement comporte des soins hygiéniques : bonne alimentation, à bas de viande crue, distribuer de l'huile de foie de morue, du café noir légèrement alcoolisé. Dans le cas de diarrhée, donner du lait additionné de bicarbonate de soude, du bouillon de légumes. Contre la broncho-pneumonie, utiliser les cataplasmes sinapisés sur les deux côtés de la poitrine, les fumigations. Dans le cas de paralysie ou de faiblesse du train postérieur, faire appliquer des pointes de feu sur la région dorsolombaire. La maladie du jeune âge est presque toujours grave et l'intervention du vétérinaire est indispensable ; elle est justifiée par les prix élevés qu'atteignent actuellement les chiens.

⁎⁎

Mammite. — Les inflammations de la mamelle fréquentes après le vélage se traduisent par l'apparition d'un engorgement rouge, douloureux, congestionné, par la suppression de la lactation ou par la présence de lait coagulé, granuleux, parfois strié de sang. Il y a quelquefois boiterie du membre postérieur correspondant.

Il faut savonner la mamelle, la traire fréquemment et à fond, 4 à 5 fois dans la journée et faire chaque jour sur les quartiers atteints des applications de pommade belladonée camphrée.

⁂

Météorisation. — L'indigestion gazeuse est fréquente chez les bovidés et les moutons, au printemps et en été. Le traitement par les météorifiques donne de bons résultats au début, mais dans les cas graves, quand l'asphyxie est imminente, la ponction de la panse avec un trocart spécial est un moyen héroïque.

⁂

Métrite. — L'inflammation de l'utérus est fréquente chez les femelles bovines après les non-délivrances, les avortements et les accouchements dystociques. Il faut dans tous les cas traiter hâtivement pour éviter les complications d'infécondité et d'arthrite.

Le traitement comporte des injections quotidiennes avec de l'eau bouillie, salée, tiède d'abord et avec de l'eau iodée ensuite.

⁂

Molettes. — Sur le cheval on rencontre fréquemment sur les membres antérieurs et postérieurs, en arrière et légèrement au-dessus du boulet en avant des tendons, des tuméfactions arrondies, ou un peu allongées, suivant la direction des tendons. Tuméfactions que ne sont ni chaudes, ni douloureuses et qui donnent à la palpation la sensation d'une masse à contenu liquide : ce sont les Molettes.

Ces Molettes peuvent provoquer une boiterie ; cette boiterie qui n'existe pas dans tous les cas de molettes, apparaît ou augmente au cours du travail et diminue ou disparaît par le repos.

Le traitement de début comprend la mise au repos et les massages d'eau bien chaude, pratiqués chaque jour pendant 10 à 15 minutes. En été, on peut remplacer ces massages par des bains d'eau courante, 1 heure matin et soir. Quand les molettes sont plus volumineuses, il faut avoir recours aux frictions de vésicatoire, ou au feu en raies et en pointes.

***

Morve. — Grave affection du cheval, de l'âne et du mulet, qui se traduit par des chancres dans les cavités nasales, avec jetage grisâtre souvent strié de sang. Il existe dans l'auge une glande dure située profondément. Sur la peau apparaissent parfois des ulcérations taillées à pic, d'où partent des traînées lymphatiques. La morve est contagieuse à l'homme, elle est visée par la loi sanitaire. Les malades doivent être abattus.

***

Naviculaire (Maladie). — La maladie naviculaire est une inflammation chronique de certains organes contenus dans le sabot, elle est spéciale au cheval et n'atteint guère que les membres antérieurs. Elle se traduit par des attitudes anormales au repos, à l'écurie ou dehors : le cheval maintient son membre malade en avant de la ligne d'aplomb, et par une boiterie qui diminue par le travail, pour redevenir plus intense quand le malade est refroidi. Cette boiterie présente encore le caractère d'être plus intense dans les·descentes que dans les montées ou en terrain plat. Quand les deux membres sont atteints, l'allure paraît gênée, raide, hésitante, on dit que les épaules sont « chevillées ».

La maladie naviculaire est fréquente sur les chevaux atteints d'encastelure.

Le traitement est souvent insuffisant, il faut traiter l'encastelure quand elle existe et donner des bains chauds en hiver, et des bains d'au courante en été. Fréquemment, quand ces lésions sont anciennes, ces moyens échouent, il faut alors faire pratiquer la névrotomie du nerf médian, qui supprime la boiterie. C'est la seule intervention à conseiller, bien qu'elle ne soit pas sans inconvénients.

*
* *

Nerf ferrure. — La nerf ferrure, c'est l'inflammation des tendons situés à la face postérieure des canons, au-dessous du genou ou du jarret. Elle est fréquente sur les chevaux à tendons grêles, utilisés aux allures rapides. La nerf ferrure se traduit par une boiterie vive, et par la présence dans la région des tendons d'une zone chaude, sensible empâtée. Au repos, le malade a tendance à porter son boulet en avant pour soulager ses tendons. Après un temps plus ou moins long l'empâtement des tendons diminue, la sensibilité et la chaleur disparaissent, le cheval marche normalement au pas, mais il boite au trot ; ou bien l'allure est normale au pas et au trot, mais la boiterie réapparaît après un travail pénible : c'est la nerf ferrure chronique.

Au début, quand les tendons sont chauds et douloureux, il faut utiliser les massages, les douches, les bains d'eau courante. Quand l'inflammation est disparue, si la boiterie persiste, faire une friction vésicante, ou recourir au feu en raies et en pointes. Il faut toujours traiter hâtivement la nerf ferrure, car elle se complique fréquemment de bouleture.

**

Non délivrance. — (Voir Délivrance.)

**

Nymphomanie. — Etat particulier assez fréquent chez la vache (vaches laitières), caractérisé par l'existence permanente des chaleurs. Elle est dûe le plus souvent à une altération des ovaires et la castration est le seul moyen d'action.

**

Obstruction de l'œsophage. — Chez les animaux de l'espèce bovine, les tentatives de déglutition de corps volumineux (pommes, pommes de terre, betteraves) provoque fréquemment l'obstruction de l'œsophage. L'accident se traduit par du malaise subit, de l'inquiétude, de la salivation et du ballonnement rapide.

Il faut pratiquer l'extraction ou le refoulement du corps étranger. C'est une opération délicate qui doit être faite par un vétérinaire. Quand la météorisation est rapide, il faut la combattre par la ponction du rumen.

*
* *

Ostéomalacie ou *ramollissement des os*. — C'est une maladie des contrées à sol pauvre en acide phosphorique et en chaux, qui sévit un peu partout à la suite des années sèches. Les vaches laitières sont surtout atteintes ; elles présentent des boiteries, des engorgements des jointures et souvent des fractures. Chez le porc, l'ostéomalacie ou goutte se présente sous la forme de maladie contagieuse avec boiterie, marche à genoux, engorgement des jointures, déformations de la tête et reniflement. Il faut donner une alimentation riche, mettre en pâture au grand air, distribuer du phosphate ou du carbonate de chaux ou du chlorure de calcium.

*
* *

Paraphlégie. — La paraphlégie ou paralysie du train de derrière apparaît chez la vache en deux circonstances : 1° Avant le vélage, dans les jours qui précèdent, elle est généralement peu grave et disparaît avec la mise bas : il suffit de placer les malades sur une litière épaisse et de les changer de côté deux fois par jour. 2° Après le vélage, elle peut être fort grave dans ce cas, et il faut toujours consulter le vétérinaire.

.*.

Pattes (Gale des). — On constate souvent **chez** les poules, la présence, au niveau des pattes, d'un épais revêtement écailleux blanc grisâtre, irrégulier, qui déforme les membres. C'est la gale **des** pattes, nettement contagieuse, qui frappe la plupart des poules quand elle est apparue dans un poulailler. Au début, les malades paraissent peu incommodées, mais avec le temps, on voit survenir des boiteries, parfois même des fractures.

La guérison est facile à obtenir, il suffit de faire sur les croûtes, pendant 2 à 3 jours, des frictions de corps gras (saindoux par exemple). Quand **les** croûtes sont bien ramollies, on les détache par un léger savonnage et on les recueille pour les brûler. Sur les pattes, ainsi préparées, il suffit alors de faire quelques frictions de pommade d'Helmerich crésylée à 2 %.

La désinfection du poulailler est une mesure complémentaire indispensable, si on veut obtenir la disparition définitive de l'affection.

.*.

Péricardite. — L'inflammation du péricarde, **de** l'enveloppe du cœur est d'origine variable ; **chez** les bovidés, elle est le plus souvent provoquée par la pénétration d'un corps étranger piquant (aiguille...) venant du rumen.

Elle se traduit par l'arrêt de la rumination, par du gonflement des jugulaires, par l'engorgement de la région du fanon et par des bruits spéciaux à l'auscultation. La guérison est impossible, il faut abattre rapidement pour la boucherie.

*
**

Pica. — Voir Maladie du Lécher.

*
**

Piétin. — Maladie du mouton, contagieuse, caractérisée par de la mortification et du ramollissement de la corne des onglons ou décollements plus ou moins étendus. Ces lésions provoquent des boiteries, de la marche à genoux, et parfois des complications d'arthrite. Les malades maigrissent rapidement.

Il faut isoler les malades et désinfecter la bergerie. Chaque malade est traité individuellement ; on enlève la corne mortifiée, décollée, et on fait des pansements quotidiens à l'huile lourde de houille sans enveloppement. Pour éviter les rechutes, il est bon de surveiller les malades un certain temps après la guérison.

*
**

Pissement de sang. — Voir Hématurie.

*
**

Pneumonie. — La pneumonie franche ou fluxion de poitrine est assez fréquente chez le cheval, surtout aux saisons de transition (printemps et automne). Elle s'annonce par des frissons, de la perte d'appétit et par de l'accélération marquée de la respiration. La toux forte et rauque au début, devient grasse et s'accompagne de jetage blanc ou rouillé. La température atteint et dépasse 40°. Dans les cas favorables l'amélioration se produit vers le 9ᵉ jour. Il faut pratiquer une saignée dès le début, purger et faire de la dérivation par application d'un sinapisme sur les deux côtés de la poitrine ; il faut, en outre, provoquer un abcès de fiscation et faire des injections sous-cutanées d'huile camphrée

*
* *

Pneumonie contagieuse du porc. — Chez les porcelets de 1 à 2 mois et parfois aussi chez les porcs de 4, 5, 6 mois et plus, on rencontre souvent une forme de broncho-pneumonie nettement contagieuse, qui provoque dans les porcheries nombreuses, des pertes parfois très élevées. Dans la forme la plus commune, les malades perdent l'appétit, ils sont tristes, fièvreux et restent parfois dans la litière ; mais les signes les plus importants sont l'essoufflement, les malades battent du flanc, et la toux quinteuse avec ou sans jetage.

Fréquemment, après quelques jours, apparaissent sur la peau, en différentes régions du corps, des taches rouges, violacées ; la mort est la terminaison la plus fréquente après 8 à 10 jours.

Quand la maladie est apparue dans une porcherie, elle fait généralement de nombreuses victimes ; à côté de la forme précédente, on peut voir, en pareils cas, des sujets qui succombent rapidement en 1, 2, 3 jours, après avoir présenté de la fièvre intense et des plaques cutanées, sans accélération respiratoire et sans toux. D'autres, au contraire, respirent vite, maigrissent, tout en conservant l'appétit, et résistent sans se développer régulièrement. La pneumonie contagieuse peut exister en même temps que l'entérite infectieuse, c'est la pneumo-entérite infectieuse.

La première mesure à prendre dès l'apparition de la maladie, c'est la séparation et l'isolement des malades, complétés par la désinfection des locaux contaminés.

Le traitement individuel est bien pauvre en raison de l'indocilité du porc et des difficultés qu'on éprouve pour lui administrer des médicaments. Tant que l'appétit n'est pas complètement supprimé, il faut en profiter pour administrer de la créosote (une petite cuillerée à café par jour dans le lait) et faire chaque jour une fumigation crésylée, en plaçant dans la case bien close un récipient contenant de l'eau bouillante et du crésyl (2 cui'lerées à soupe par litre d'eau).

La désinfection générale, en fin de maladie, est indispensable avant de repeupler.

*
* *

Pousse. — (Voir Emphysème pulmonaire.)

*
* *

Poussins (diarrhée des). — En été, les jeunes poussins présentent fréquemment une affection meurtrière appelée diarrhée blanche ou crotte. Les petits malades maigrissent, font le gros dos, présentent une diarrhée blanchâtre, crayeuse et succombent au bout de quelques jours.

Pour combattre cette diarrhée, qui est d'origine parasitaire, il faut utiliser de l'huile thymolée à 1/10, une cuillerée à café pour 5 poussins dans la pâtée, 3 à 4 jours consécutifs.

⁎

Poux. — Pour combattre les poux fréquents dans toutes les espèces, en hiver surtout, il faut utiliser les lotions crésylées tièdes à 2 %, 2 à 3 jours de suite, répétées 10 à 15 jours d'intervalle ; ou encore les lavages avec :

Extrait de Javel à 8°...... 200 grammes
Savon vert............... 400 grammes
Eau tiède............... 10 litres

⁎

Purgatifs. — On utilise les purgatifs dans tous les cas de stase alimentaire, d'embarras gastrique ou intestinal. Chez les grands animaux, on emploie surtout le sulfate de soude, à la dose de 250 à 300 grammes chez le cheval, 300 à 500 grammes chez le bœuf. Il faut évier les doses fortes chez les femelles pleines.

⁎

Pyélo-néphrite. — C'est une inflammation suppurée du rein, assez fréquente chez la vache et la truie à la suite des avortements et des non-délivrances. Elle se caractérise par l'amaigrissement, par de fréquents efforts de miction et par l'émission d'urine chargée, foncée, qui après quelque temps d'exposition à l'air dégage une forte odeur d'ammoniaque. La guérison est bien incertaine, la solution la plus économique c'est la vente rapide pour la boucherie.

*
* *

Rage. — C'est une grave maladie qui peut atteindre toutes espèces domestiques. Elle ne survient jamais en dehors de la contamination par un animal enragé ; la rage spontanée n'existe pas.

Dans toutes les espèces, la rage se traduit par des troubles psychiques, par des phénomènes d'excitation, qui se terminent par la mort après quelques jours. Quand un chien est suspect de rage, il faut, non pas le sacrifier, mais le capturer ; l'enfermer et prévenir le vétérinaire. Les animaux de l'espèce bovine mordus par un chien enragé peuvent être livrés à la boucherie dans les neufs jours qui suivent la morsure.

*
* *

Recul du vagin. — Dans les dernières périodes de la gestation, quand le ventre est très développé, on voit parfois, sur la vache couchée, apparaître, au niveau de la vulve, une tuméfaction rouge, plissée, plus ou moins volumineuse, qui, au début, disparaît spontanément quand la femelle se relève : c'est le recul du vagin, provoqué par la pression exercée par le contenu de l'utérus sur les organes situés dans le bassin. Quand il apparaît dans les jours qui précèdent la mise bas, cet accident est sans importance ; mais quand il est plus précoce, le recul s'accentue progressivement et bientôt la réduction spontanée ne se fait plus sur la femelle debout ; il arrive même que le recul se transforme en renversement complet, qui se traduit par la sortie, au niveau de la vulve, d'une masse rouge, congestionnée, qui descend plus ou moins bas et s'enflamme par l'irritation permanente qu'elle subit.

Quand il apparaît près du terme, le recul du vagin n'est pas inquiétant, il suffit de maintenir surélevé le train postérieur, en laissant accumuler le fumier sous les membres de derrière pour y remédier. Mais si la gestation est moins avancée, il est indispensable pour prévenir le renversement, de placer un bandage de contention, ou de faire une suture vulvaire. Le renversement complet nécessite l'intervention du vétérinaire pour pratiquer l'accouchement prématuré artificiel.

Renversement de la matrice. — Assez fréquemment, chez la vache et aussi chez la truie, la chèvre et la brebis, plus rarement chez la jument, on voit survenir peu de temps après l'accouchement, le jour même ou le lendemain au plus tard, un très grave accident constitué par le renversement de la matrice, qui sous l'influence des efforts expulsifs est rejetée au dehors. L'utérus expulsé se présente sous la forme d'une masse allongée plus ou moins volumineuse, qui parfois, descend jusqu'au niveau des jarrets.

La guérison de cet accident est possible ; mais ce qu'il faut savoir : c'est que les chances de succès sont d'autant plus grandes que l'intervention est plus rapide. Toute intervention d'une personne non expérimentée est dangereuse, elle risque de provoquer une déchirure de la matrice, rapidement mortelle dans la presque totalité des cas. Seul le vétérinaire est qualifié pour pratiquer la réduction. Cependant, en attendant son arrivée, il ne faut rester inactif, il importe de protéger l'utérus pour le mettre à l'abri des souillures, des déchirures qui pourraient se produire, si on le laissait traîner dans le purin, dans les excréments ; ou si la parturiente ou une de ses voisines le piétinait. Il faut avoir soin d'enlever la paille, les excréments qui souillent la matrice, de la laver à l'eau bouillie, salée, tiède et de l'envelopper dans un linge propre. Si les efforts expulsifs sont violents, on les combat par des pressions exercées sur la colonne vertébrale.

*
* *

Rouget. — Le rouget est une grave maladie contagieuse du porc, fréquente dans la région du Centre, qui se traduit par l'apparition de plaques cutanées rouges, qui siègent surtout au niveau des oreilles et de la face inférieure du ventre. En même temps, le malade présente de la fièvre élevée, 41° à 42°, de la perte d'appétit, de la constipation, fréquemment suivie de diarrhée. La mort est la terminaison la plus fréquente, elle se produit au bout de 4, 5, 6 jours. A ce moment, le malade est parfois complètement rouge. L'accélération respiratoire, la faiblesse du train postérieur sont fréquentes dans la péricde terminale.

Quand le rouget est apparu dans une porcherie, l'extension se fait rapidement, les adultes et les porcs de 5 à 6 mois, sont le plus souvent atteints. Au cours de l'enzootie, on constate généralement des formes qui diffèrent sensiblement de celle que je viens de décrire.

Des sujets meurent rapidement en 12-24 heures, après avoir présenté simplement de la fièvre, sans taches rcuges. D'autres présentent la forme chronique, qui se manifeste par de l'essoufflement sans toux, par un état général mauvais et un développement insuffisant, les plaques rouges font également défaut. Ces formes lentes peuvent durer des semaines.

Traitement. — Dans la plupart des cas, le rouget fait son apparition à la suite d'introduction, dans une exploitation, de porcs contaminés. Une bonne façon de l'éviter, consiste à isoler dans un local spécial les porcs nouvellement achetés, et à ne les introduire dans la porcherie commune qu'après 8 à 10 jours d'observation.

Quand le rouget est déclaré, il n'est qu'un traitement susceptible de donner un résultat intéressant, c'est l'injection sous-cutanée de sérum contre le rouget, 10 à 30 centimètres cubes par jour ; mais ce traitement doit être appliqué dès le début et même dans ces conditions, la guérison n'est pas obtenue dans tous les cas.

Fort heureusement on peut se mettre à l'abri des pertes provoquées par le rouget, en faisant pratiquer la vaccination simple, quand il s'agit d'une exploitation qui n'est pas contaminée, et la séro-vaccination quand on intervient après la constation d'un cas de rouget.

⁂

Saignée. — C'est un moyen de traitement fréquemment utilisé, recommandable dans tous les cas de maladies inflammatoires aiguës, avec fièvre plus ou moins élevée, dans les coliques du cheval et du bœuf, dans la fourbure, etc... On saigne à la jugulaire chez le cheval et le bœuf, à la face chez le mouton, à la queue ou à l'oreille chez le porc. La saignée de printemps et la saignée utilisée pour faciliter la fécondation sont sans action marquée.

⁂

Seime. — La Seime, c'est une fissure de la paroi du sabot. Elle est assez fréquente chez le cheval, plus rare chez le bœuf. Chez le cheval, on la constate surtout aux membres postérieurs en pince, en quartier ou en talon, les membres antérieurs sont plus souvent atteints chez le bœuf. La fente de la corne débute, généralement, dans la région de la couronne, elle descend plus ou moins bas sur la paroi. Quand elle débute vers le bas et qu'elle s'arrête avant d'atteindre la couronne, la seime est peu grave.

La gravité de la seime dépend de la profondeur de la fente, si elle est superficielle, elle ne provoque généralement pas de boiterie. Au contraire, quand elle a gagné les tissus vifs du pied, elle provoque à chaque pas un pincement douloureux avec boiterie vive, qui s'accompagne de diminution de la période d'appui. Pour prévenir l'apparition des seimes, il faut entretenir l'élasticité de la corne par des applications fréquentes d'onguent de pied. Cette précaution est particulièrement importante quand la corne est sèche.

Quand la seime est constituée, si elle fait boiter, il faut mettre le malade au repos, déferrer le pied malade et appliquer des cataplasmes de graines de lin. Ces cataplasmes sont arrosés 2 fois par jour avec une solution crésylée tiède (une cuillerée à soupe de crésyl par litre d'eau) et laissés en place jusqu'à disparition de la boiterie.

Quand la boiterie est disparue au pas et au trot, on fait barrer la seime à l'aide d'agrafes spéciales, qui empêchent l'écartement des bords de la brèche cornée. Si malgré l'emploi des cataplasmes, la boiterie s'aggrave, c'est qu'il y a nécrose des tissus profonds, l'opération de la seime est devenue indispensable. C'est une opération grave qui immobilise l'animal pour une longue période.

⁂

Septicémie. — La septicémie, c'est une affection générale grave qui peut se produire dans différentes circonstances. La forme la plus fréquente, c'est la septicémie des nouveaux-nés, qui frappe surtout les veaux et les porcelets. Les jeunes, bien portants et bien constitués à la naissance, succombent en quelques jours après avoir présenté de la perte d'appétit, de l'essoufflement et de la diarrhée. L'infection, en pareil cas, se produit par le cordon ombilical, au contact des fumiers et des litières. Pour prévenir cette mortalité, il suffit de faire pendant les 10 à 12 premiers jours de l'existence, un pansement ombilical quotidien par application de glycérine iodée.

⁂

Sinapisme. — L'emploi des sinapismes est d'usage courant. On utilise un kilo de farine de moutarde pour un bœuf, $\frac{1}{2}$ kilo pour un cheval, on la délaye dans un peu d'eau légèrement tiède pour former une pâte épaisse, on l'étale sur un large sac que l'on fixe sous le ventre ou la poitrine à l'aide de cordes placées aux quatre coins et nouées sur le dos. Le sinapisme doit recouvrir au moins la moitié de la hauteur du ventre ou de la poitrine. On le laisse en place 2 à 3 heures.

⁂

Surdents. — Voir Dents (Irrégularités des).

.*.

Taurelières. –– (Vaches.) (Voir Nymphomanie.)

.*.

Tétanos. — Grave maladie qui apparaît dans toutes les espèces, provoquée par la pénétration, au niveau d'une plaie, d'un microbe spécial qui se rencontre surtout sur le sol et dans la terre. Le tétanos se traduit par de la raideur très marquée de tout le corps et par la contracture des muscles qui apparaissent durs et tendus. La maladie est surtout fréquente dans certaines régions ; elle complique chez le cheval : la castration, l'amputation de la queue, les blessures du pied (clous de rue, etc...) ; chez les agneaux : la castration par certaines méthodes (ligature, fouettage), l'amputation de la queue.

On prévient son apparition par les injections de sérum anti-tétanique. Le traitement du tétanos déclaré doit être confié au vétérinaire.

.*.

Tuberculose. — Très grave maladie de l'espèce bovine, qui provoque chaque année des pertes extrêmement graves, auxquelles on est loin d'attacher l'importance qu'elle mérite. De plus, la tuberculose bovine représente un sérieux danger pour l'espèce humaine et nombre d'enfants sont contaminés par le lait de vaches tuberculeuses, saines en apparence, à la campagne surtout où la consommation du lait non bouilli est la règle. Les manifestations de la tuberculose bovine sont extrêmement variables : toute vache qui tousse, qui maigrit, qui est en mauvais état, avec le poil piqué, doit être considérée comme suspecte de tuberculose.

Pour reconnaître l'existence de la tuberculose, il faut pratiquer la tuberculination. Des différents procédés utilisés, le meilleur et de beaucoup, c'est celui par injection intra-dermique suivant la méthode du Professeur G. Moussu.

La tuberculose est visée par la loi sanitaire. la vente des malades est interdite, sauf pour la boucherie. Toute vache reconnue tuberculeuse dans les 30 jours qui suivent la vente doit être reprise par le vendeur.

⋆

Verrues. — (Voir Fics.)

⋆

Vers intestinaux. — Les vers intestinaux sont fréquents chez le chien, le cheval et le mouton. Le chien présente des vers plats, ou ténias et de gros vers ronds, longs de 5 à 10 centimètres. Chez le cheval, on rencontre surtout des ascarides, longs vers, blanc sale, tout à fait comparables aux vers de terre. Le mouton présente des vers spéciaux que l'on trouve dans la caillette et dans l'intestin, ce sont des strongles extrêmement fins et ténus, analogues à un cheveu, longs de un centimètre environ, le nombre en est parfois extrêmement élevé.

Pour le traitement, qui doit être appliqué sur l'animal à jeun, on utilise chez le chien :

> Noix d'arec fraîchement
>   pulvérisée......... 1 à 3 grammes
> Santonine............. 2 à 5 grammes
> Calomel.............. 4 à 10 centigrammes

pour un paquet, deux jours consécutifs.

Chez le cheval, on peut employer :

> Acide asénieux.............. 1 à 3 grammes
> Fougère mâle pulvérisée...... 2 à 4 grammes
> Baies de genièvre pulvérisée.. 2 grammes
> Poudre de charbon végétal.... 3 grammes

1 paquet le matin, 5 à 6 jours consécutifs.

Chez le mouton, dans le cas de strorgylose ou anémie d'été, le meilleur traitement consiste dans l'administration d'une solution de sulfate de cuivre pur à 1 %, 100 grammes par jour, 3 à 4 jours consécutifs ; deux fois à 10 jours d'intervalle.

*
* *

Vessigons. — Les vessigons sont des dilatations molles, arrondies ou légèrement allongées, sans chaleur et indolores, qui apparaissent aux articulations supérieures des membres sous l'influence de la mauvaise conformation et du travail excessif. Les plus fréquents sont ceux du jarret.

Les vessigons s'accompagnent parfois d'une boiterie, mais cette boiterie n'est pas fatale, et il n'est pas rare de rencontrer des dilatations voluminuses, qui ne font pas boiter. Quand elle existe, la boiterie provoquée par les vessigons, se présente comme une boiterie à chaud, qui apparaît ou augmente par le travail, pour disparaître ou diminuer après le repos.

Le traitement varie avec l'ancienneté des lésions. Au début quand les dilatations sont encore peu volumineuses, on obtient fréquemment de bons résultats par les douches, les massages tièdes en hiver, les bains d'eau courante en été, coïncidant avec un travail modéré.

Plus tard, les vessigons sont volumineux, ces moyens restent généralement insuffisants, il faut utiliser les frictions de vésicatoires ou mieux le feu en raies et en pointes.

PARIS-LIMOGES

Imprimerie GUILLEMOT ET DE LAMOTHE, 18. rue Turgot

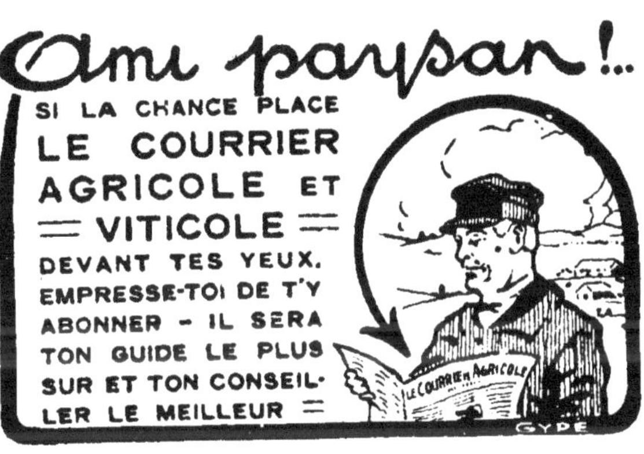
Ami paysan !..
SI LA CHANCE PLACE
LE COURRIER
AGRICOLE ET
= VITICOLE =
DEVANT TES YEUX,
EMPRESSE-TOI DE T'Y
ABONNER - IL SERA
TON GUIDE LE PLUS
SUR ET TON CONSEIL-
LER LE MEILLEUR =
LE COURRIER AGRICOLE
GYPE

www.ingramcontent.com/pod-product-compliance
Ingram Content Group UK Ltd.
Pitfield, Milton Keynes, MK11 3LW, UK
UKHW031826170726
13836UKWH00004B/1514